CONTENTS

LA GLICEMIA

IL DIABETE DI TIPO II, COS'È

PREVENIRLO E CURARLO IN MODO NATURALE

Dr. Gabriele Buracchi
Nutrizionista e Psicologo

PREMESSA

Secondo i dati ISTAT 2015, in Italia soffre di diabete mellito il 5,4% degli italiani (sia tra i maschi che tra le femmine), per un totale di oltre 3 milioni di persone.

Le zone in cui la prevalenza del diabete è maggiore sono le regioni del Meridione, in particolare la Calabria.

Il diabete, o meglio diabete mellito, dipende dall'insulina.

Per la precisione ci può essere:

-una ridotta disponibilità di insulina, quindi produzione insufficiente all'organismo per il suo corretto funzionamento;

-una scarsa sensibilità all'ormone da parte dei tessuti bersaglio, ovvero l'insulina è presente, ma l'organismo non riesce a farne buon uso;

-la combinazione di questi fattori, cioè l'insulina è poca e non funziona in modo adeguato.

La conseguenza misurabile è l'iperglicemia dovuta alle suddette alterazioni a carico dell'insulina.

Oggi vengono distinti:

DIABETE DI TIPO 1

DIABETE DI TIPO II
DIABETE GESTAZIONALE

Il diabete nella popolazione mondiale è aumenta negli ultimi 30-40 anni tanto che si parlava di 108 milioni nel 1980 contro i 422 milioni del 2014.

Si tratta di una malattia metabolica dovuta a un calo di attività dell'insulina, ormone prodotto dalle cellule beta delle isole di Langerhans del pancreas.

La conseguenza è l'iperglicemia cioè l'eccessiva concentrazione di glucosio nel sangue.

Con il passare del tempo, tende ad essere seguita da complicanze di natura vascolare, come:

macroangiopatia (forma di aterosclerosi particolarmente grave e precoce).
Alterazione non specifica del diabete

microangiopatia (alterazione della circolazione sanguigna dentro i piccoli vasi arteriosi, in particolare nella retina, nel rene e nei nervi).
Alterazione specifica del diabete

CLASSIFICAZIONE

La classificazione internazionale del diabete mellito risale al 1997 identifica tre tipologie principali:

DIABETE MELLITO DI TIPO 1. Raccoglie la quasi totalità di forme diabetiche immunomediate.

La causa di fondo è quindi un malfunzionamento del sistema immunitario che riconosce come estranee le cellule beta pancreatiche delle isole di Langerhans, produttrici di insulina, le aggredisce e le distrugge.

Si tratta quindi di una *malattia autoimmune.*

DIABETE MELLITO DI TIPO II. Raccoglie tutte le forme dovute a un deficit di secrezione dell'insulina, da parte delle cellule beta pancreatiche delle isole di Langerhans.

Si ha anche resistenza dei tessuti dell'organismo all'azione dell'insulina fenomeno detto insulino-resistenza.

DIABETE GESTAZIONALE. Comprende le forme di diabete secondarie allo stato di gravidanza. In genere, è un fenomeno transitorio.

Ricordo che *"diabete di tipo 1"* e *"diabete di tipo II"* includono anche forme associate a: infezioni virali (es: rosolia, citomegalovirus), sindromi genetiche (sindrome di Down, sindrome di Klinefelter, sindrome di Turner, atassia di Friedreich, sindrome di Laurence-Moon, distrofia miotonica, sindrome di Prader-Willi, corea di Huntington ecc.) ma anche difetti genetici di tipo ereditario a carico delle cellule beta pancreatiche delle isole di Langerhans conosciuti come MODY, ossia Maturity Onset Diabetes of the Young.

Qualsiasi forma di diabete mellito potrebbe richiedere una terapia a base d'insulina e quindi l'uso di insulina di per sé non classifica la forma diabetica presente.

Questo libro si occupa prevalentemente del diabete di tipo II, quello di gran lunga più diffuso, fermo restando che i consigli e le indicazioni alimentari e di terapie naturali valgono anche per le altre forme, anche se il diabete di tipo 1 richiede comunque l'uso di insulina ed un controllo medico.

Pur non volendo e non potendo generalizzare, dato che ogni caso è a sé stante, devo dire che in tanti anni di pratica professionale i casi di diabete di tipo II che hanno seguito le mie indicazioni si sono tutti risolti al meglio con un progressivo abbandono dei farmaci assunti ed un rientro dei valori di Glicemia ed emoglobina glicosilata in valori normali.

Per questo motivo prima di parlare del diabete anticipo poche semplici nozioni su Glicemia ed emoglobina glicosilata.

GLICEMIA

Glicemia viene dal greco antico: glukýs, "dolce" e haîma, "sangue"

Glicemia indica la concentrazione di glucosio nel sangue.

Il glucosio è un nutriente essenziale per tutte le cellule, che lo assumono direttamente dal sangue.

Tutti gli zuccheri che noi ingeriamo devono essere trasformati in glucosio per essere utilizzati.

La regolazione della glicemia dipende da specifici ormoni: quelli ipoglicemizzanti abbassano il livello di glicemia, come l'insulina, mentre gli iperglicemizzanti, come il glucagone, lo innalzano.

L'equilibrio tra questi ormoni consente di mantenere i valori a digiuno in un range tra 70 e 100 mg/dl in condizioni di normalità.

In condizioni di normalità, dopo il pasto, il pancreas aumenta la secrezione di insulina per fare in modo che il glucosio ingerito con il cibo sia utilizzato dalle cellule.

In caso di sovrappeso o obesità, frequentemente si sviluppa *"insulino resistenza"*, ovvero una condizione caratterizzata da una diminuita capacità delle cellule degli organi periferici, in particolare muscoli, tessuto adiposo e fegato, di rispondere all'insulina.

Nei soggetti sani, con una vita regolare e un'alimentazione corretta, solitamente durante il giorno i valori della glicemia oscillano tra i 60 e i 130 mg/dl.

A digiuno i valori glicemici possono variare dai 70 ai 100 mg/dl..

Diversamente, se si trovano tra 100 e 125 mg/dl, si parla di *glicemia alterata a digiuno*, o *iperglicemia*, una situazione da non sottovalutare e che richiede una maggiore attenzione allo stile di vita.

Valori uguali o superiori a 126 mg/dl sono da considerarsi segni di un possibile diabete e occorrono ulteriori indagini diagnostiche.

Al di sotto dei valori di normalità (meno di 70 mg/dl), si parla di *ipoglicemia.*

EMOGLOBINA GLICOSILATA O GLICATA

L'emoglobina diventa *emoglobina glicosilata* se è esposta a concentrazioni eccessive di glucosio nel sangue, cioè ad una glicemia elevata.

La *glicosilazione* è una modifica della struttura di una proteina.

Avviene che una molecola di glucosio si lega all'emoglobina presente all'interno dei globuli rossi.

Per questo le persone con diabete presentano valori più elevati di Emoglobina glicosilata (**HbA1c**) nei globuli rossi.

L' emoglobina così modificata è meno efficace nel trasportare ossigeno nel sangue.

Ne consegue che la glicazione dell'emoglobina rappresentare il danno maggiore causato dal diabete.

Questo test viene prescritto normalmente solo in chi si sospetta sia affetto da diabete.

Questo esame risulta più utile rispetto al normale test della glicemia per diagnosticare e monitorare il diabete, a causa dell'irreversibilità della glicazione.

L'emoglobina glicosilata all'interno dei globuli rossi ha la caratteristica di rimanere in circolo nel sangue per circa tre o quattro mesi, cioè per la durata media di vita di un globulo rosso.

In questo modo permette di avere dati riguardanti la glicemia relativi a un lungo periodo, e non limitati a un solo momento.

SINTOMI DEL DIABETE DI TIPO II

Il diabete di tipo II è una malattia cronica che impedisce al corpo di utilizzare correttamente l'insulina.

È il risultato di una maggiore insulino-resistenza e del fatto che il pancreas non produce abbastanza insulina per gestire i livelli di zucchero nel sangue (glucosio).

Il diabete di tipo II rappresenta dal 90 al 95% dei casi di diabete

Ci sono molti sintomi del diabete di tipo II .

È importante sapere quali sono perché la condizione può essere prevenuta o ritardata se presa in tempo.

Segni di diabete di tipo II

I sintomi del diabete di tipo II variano da persona a persona.

Possono svilupparsi lentamente nel corso di molti anni e potrebbero essere così lievi da non essere notati.

LE 3 P DEL DIABETE

Minzione frequente

La **poliuria**, o minzione eccessiva, è una delle tre.

I reni alla fine non riescono a tenere il passo con il

glucosio extra nel flusso sanguigno.

Parte del glucosio finisce nelle urine e attira più acqua.

Questo porta a una minzione più frequente.

Gli adulti producono naturalmente da 1 a 2 litri di urina al giorno.

La poliuria è definita come più di 3 litri di urina al giorno [1].

Sete estrema

La sete eccessiva, o **polidipsia** , è spesso il risultato di minzione frequente.

Il corpo spinge a sostituire i liquidi persi facendo sentire la sete.

Certo, a volte tutti hanno sete. La sete estrema è insolita e persistente, non importa quante volte si beve.

Aumento della fame

La fame eccessiva si chiama **polifagia**.

Con il diabete di tipo 2, il corpo ha difficoltà a trasformare il glucosio in energia e questo fa venire fame.

Mangiare introduce ancora più zucchero che non può essere elaborato e non allevia la fame.

Vista annebbiata

Il diabete aumenta il rischio di diverse patologie oculari [2], tra cui:

-retinopatia diabetica

-cataratta

-glaucoma ad angolo aperto

L'aumento della glicemia dovuto al diabete può danneggiare i vasi sanguigni [3], compresi quelli negli occhi, portando a una visione offuscata.

Fatica

La fatica può essere sia mentale che fisica.

Ci sono molte cause di stanchezza .

È un sintomo difficile da ricercare, ma uno studio [4] del 2016 ha concluso che le persone con diabete di tipo 2 possono provare affaticamento a causa delle fluttuazioni tra livelli di glucosio alti e bassi .

Ferite a guarigione lenta

Con il diabete di tipo 2, tagli e graffi anche non grai possono richiedere più tempo per guarire.

Le ferite ai piedi sono comuni ed è facile trascurarle.

Le ulcere del piede a guarigione lenta si verificano a causa dello scarso afflusso di sangue e del danno ai nervi responsabili del flusso sanguigno ai piedi.

Uno studio [5] del 2020 ha dimostrato che le ulcere del

piede diabetico non mobilitano le cellule immunitarie necessarie per una corretta infiammazione e guarigione.

Formicolio, intorpidimento e dolore alle mani e ai piedi

Il glucosio alto può danneggiare i vasi sanguigni che forniscono nutrienti ai nervi.

Quando i nervi non ricevono abbastanza ossigeno e sostanze nutritive, non possono funzionare correttamente.

Questo si chiama neuropatia diabetica ed è più comune nelle estremità.

Perdita di peso inspiegabile

La resistenza all'insulina fa sì che il glucosio si accumuli nel flusso sanguigno invece di essere trasformato in energia.

Ciò può indurre il corpo a consumare altre fonti di energia, come i muscoli o il tessuto adiposo.

Il peso potrebbe naturalmente fluttuare leggermente.

Una perdita inspiegabile di almeno il 5 percento del peso corporeo consiglia una visita medica.

Infezioni frequenti

Oltre ai danni ai nervi e all'indebolimento del sistema immunitario, la scarsa circolazione sanguigna aumenta anche la possibilità di sviluppare un'infezione nelle persone con diabete. Avere più zucchero nel sangue e nei tessuti consente alle infezioni di diffondersi più velocemente.

Le persone con diabete sviluppano comunemente infezioni [6] di:

-orecchio, naso e gola

-rene

-vescica

-piedi

Aree di pelle scura, come le ascelle o il collo

Acantosi nigricans è una condizione della pelle che può essere un sintomo del diabete.

Appare come bande scure di pelle che possono avere una consistenza vellutata.

Questo è più comune nelle pieghe del corpo come le ascelle, il collo e l'inguine, ma può verificarsi anche altrove.

Sintomi del diabete di tipo 2 negli uomini

Mentre i sintomi di cui sopra possono verificarsi in chiunque abbia il diabete di tipo 2, i seguenti sintomi sono specifici per gli uomini :

-Gli uomini con diabete hanno livelli più bassi di testosterone, che uno studio [7] del 2016 ci dice essere collegato a una diminuzione del desiderio sessuale.

-Una ricerca del 2017 ha rilevato che più della metà degli uomini con diabete sono affetti da disfunzione erettile.

- Alcuni uomini possono sperimentare l' eiaculazione retrograda come sintomo del diabete, secondo la ricerca [8],[9]

-I livelli più bassi di testosterone osservati negli uomini con diabete possono anche contribuire alla riduzione della massa muscolare [10]

*Sintomi del diabete di
tipo 2 nelle donne*

Il diabete di tipo 2 può anche presentarsi con sintomi specifici per le donne, come:

-Le infezioni del tratto urinario sono più comuni nelle donne e sono più comuni e gravi in quelle con diabete di tipo 2, secondo una ricerca del 2015 [11]

-Livelli elevati di glucosio consentono agli organismi del lievito di crescere più facilmente portando a una maggiore possibilità di infezione [12].

Il diabete di tipo II non rende specificamente più difficile il concepimento, ma la sindrome dell'ovaio policistico (PCOS) sì.

Lo sviluppo della PCOS è stato collegato all'insulino-resistenza e la PCOS ha dimostrato di aumentare il rischio di diabete di tipo 2, secondo il CDC [13].

CI SONO SINTOMI DI PREDIABETE 2?

Il prediabete è una condizione di salute in cui il livello di zucchero nel sangue è più alto di quanto dovrebbe essere, ma non è abbastanza alto da consentire a un medico di diagnosticare il diabete di tipo 2.

Di solito non ci sono sintomi di prediabete, ma ci sono dei passaggi che si possono fare per evitare di svilupparlo [14]

-perdere peso in eccesso e mantenere un peso moderato

-allenarsi il più spesso possibile

-adattando la tua dieta, concentrandoti su un piano alimentare ricco di nutrienti ed equilibrato

-acqua potabile invece di bevande a basso contenuto di nutrienti come le bevande zuccherate

Avere prediabete non significa che si svilupperà sicuramente il diabete, anche se è importante apportare modifiche alla dieta e allo stile di vita per evitare che la condizione progredisca.

Si stima che tra il 15% e il 30% delle persone [15] con prediabete svilupperà il diabete entro i prossimi 3-5 anni se non vengono apportate modifiche allo stile di vita.

Se questo avviene le conseguenze sono quelle del diabete.

Come ridurre il rischio

Un ampio studio di ricerca multicentrico chiamato *Diabetes Prevention Program* ha esaminato come i cambiamenti dello stile di vita aiutano a prevenire il diabete.

Ciò che hanno scoperto dovrebbe dare molta speranza alle persone a rischio di diabete.

Con una modesta perdita di peso ed esercizio fisico, i partecipanti allo studio hanno ridotto il rischio di sviluppare il diabete del 58 % in 3 anni [16] .

Pertanto, apportare modifiche alla dieta e allo stile di vita può essere particolarmente utile per chi soffre di prediabete e può aiutare a sostenere il controllo della glicemia e la salute generale.

CAUSE DEL DIABETE DI TIPO II

Non esiste una sola causa ma in effetti ci può essere una combinazione di fattori che porta al diabete di tipo II. Vediamo di seguito determinati fattori associati al diabete di tipo II.

Genetica e storia familiare

La genetica sembra svolgere un ruolo significativo nel rischio di una persona di sviluppare il diabete di tipo II.

In effetti, il legame tra diabete tipo II e la stotia familiare è più forte del legame tra diabete di tipo 1 e storia familiare, secondo l'American Diabetes Association [17].

Resistenza all'insulina

Il corpo utilizza un ormone chiamato insulina per aiutare il glucosio nel flusso sanguigno ad entrare nelle cellule in modo che possa essere utilizzato per produrre energia, ma si può sviluppare una condizione chiamata *insulino resistenza* quando le cellule dei muscoli, del grasso e del fegato non rispondono bene all'azione dell'insulina.

Ciò rende più difficile per il glucosio, entrare nelle cellule.

Di conseguenza ne rimane troppo nel flusso sanguigno.

Il pancreas è costretto ad aumentare la secrezione producendo sempre più insulina, ma diventa progressivamente più difficile tenere il passo e i livelli di zucchero nel sangue rimangono elevati.

Questo prepara a sviluppare il prediabete o il diabete di tipo II.

Grasso viscerale

Un certo tipo di grasso, chiamato grasso viscerale, può aumentare il rischio di diabete di tipo II.

È il grasso che circonda gli organi interni, come fegato ed intestino, in profondità all'interno del tronco.

Mentre il grasso viscerale è solo il 10% circa del grasso corporeo totale [18], ha il più alto rischio associato di problemi metabolici, come l'insulino-resistenza.

In effetti, la ricerca suggerisce che le persone con girovita più grandi, che quindi possono avere più di questo grasso della pancia, sono a maggior rischio di diabete di tipo 2 [19].

Stile di vita sedentario

Stare seduti per lunghi periodi di tempo può aumentare il rischio di sviluppare il diabete di tipo II.

È stato dimostrato [20] che un'attività fisica regolare può aiutare a tenere meglio sotto controllo i livelli di glucosio nel sangue.

Alcuni farmaci

È possibile che alcuni farmaci per un'altra condizione medica possano predisporre allo sviluppo del diabete di tipo II.

Ad esempio, i **corticosteroidi** [21] come il prednisone sono spesso usati per trattare l'infiammazione, ma sono anche associati al rischio di sviluppare il diabete.

Alte dosi di statine, usate per trattare il colesterolo alto, possono anche aumentare il rischio.

Altri farmaci che sono stati associati ad un aumentato rischio di sviluppare il diabete in alcuni casi includono:

-beta-bloccanti

-farmaci antipsicotici di seconda generazione

-diuretici tiazidici

Anche altri farmaci possono aumentare i livelli di zucchero nel sangue, quindi potrebbe valere la pena parlare con un medico se inizi a prendere un nuovo farmaco, soprattutto se hai altri fattori di rischio per il diabete di tipo II.

È importante notare che i farmaci non devono essere interrotti senza consultare un medico.

Determinate condizioni mediche

Se si è affetti da prediabete, i livelli di zucchero nel sangue sono elevati ma non abbastanza per per una diagnosi di diabete.

Di solito basta mangiare i cibi giusti e praticare un poca di attività fisica per rientrare nei valori normali.

Ovviamente se le abitudini rimangono le stesse la probabilità di arrivare al diabete conclamato sono alte.

Altre condizioni che possono aumentare il rischio di sviluppare il diabete di tipo II includono:

-ipertensione

-cardiopatia

-una storia di ictus

-sindrome dell'ovaio policistico (PCOS)

-avere bassi livelli di colesterolo HDL e alti livelli di trigliceridi

LO ZUCCHERO CAUSA IL DIABETE?

Alcune persone credono che il solo consumo di zuccheri possa causare lo sviluppo del diabete di tipo II.

Tuttavia questo è vero solo in determinate condizioni.

Secondo uno studio [22] del 2015 pubblicato sul *Journal of Diabetes Investigation*, bere molte bibite gassate e bevande zuccherate è sicuramente associato a un maggior rischio di diabete di tipo II, ma gli zuccheri naturali, come quelli della frutta fresca, non lo fanno.

Addirittura questo grosso studio cinese [23] ha trovato che un maggiore consumo di frutta fresca è stato associato a un rischio significativamente inferiore di diabete e, tra gli individui diabetici, a minori rischi di morte e sviluppo di complicanze vascolari maggiori.

Se qualcuno svilupperà il diabete dipende da molti altri fattori, come quelli sopra menzionati.

Mangiare una dieta ricca di nutrienti e fare attività fisica regolare migliorerà la salute su molti fronti, inclusa la riduzione della probabilità di sviluppare il diabete di tipo II.

Altri fattori di rischio, oltre alla familiarità, riguardano l'età.

Premesso che il diabete tipo II può svilupparsi a qualsiasi età, è anche vero che le persone di età superiore ai 45 anni sono a maggior rischio di diabete di tipo II.

Esistono differenze in base a razza/etnia.

Negli stati uniti il diabete di tipo II è più diffuso tra afro americani anche se questo è probabilmente dovuto a una combinazione di fattori, tra cui l'accesso e le disuguaglianze nell'assistenza sanitaria.

Oltre a questo, le persone che sviluppano il diabete gestazionale durante la gravidanza hanno maggiori probabilità di sviluppare il diabete di tipo II più avanti nella vita.

La ricerca [24] stima che tra il 15 e il 70 percento delle persone con diabete gestazionale abbia maggiori probabilità di sviluppare il diabete.

RAPPORTO TRA VITAMINA D E DIABETE

Un recente studio [25] pubblicato dall' *European Journal of Endocrinology* si proponeva di determinare se un'integrazione costante di vitamina D3 potesse migliorare la sensibilità all'insulina nei pazienti con nuova diagnosi di diabete di tipo II o ad alto rischio di sviluppare la malattia.

Composto da 96 pazienti randomizzati, lo studio in doppio cieco, controllato con placebo, prevedeva la somministrazione ai pazienti di 5.000 unità internazionali (UI) al giorno per 6 mesi.

"Negli individui ad alto rischio di diabete o con diabete di tipo II di nuova diagnosi, l'integrazione di vitamina D per 6 mesi ha aumentato significativamente la sensibilità periferica all'insulina e la funzione delle cellule beta, suggerendo che potrebbe rallentare il deterioramento metabolico in questa popolazione", è stato il risultato.

Alcuni studi precedenti avevano dato risultati modesti ma i ricercatori suggeriscono che gli studi precedenti potrebbero non essere riusciti a dimostrare i benefici dell'integrazione di vitamina D a causa di variabili tra cui etnia, tolleranza al glucosio e dosaggio e durata della vitamina D durante lo studio.

Gli esperti nella cura del diabete convalidano un vero legame tra diabete e vitamina D.

Ma quale è il legame tra vitamina D e diabete?

Bassi livelli di vitamina D sono un problema prevalente nelle persone con e senza diabete in tutto il mondo.

La ricerca ha ripetutamente trovato una chiara associazione tra bassi livelli di vitamina D nei pazienti con insulino-resistenza e un alto rischio di sviluppare il diabete di tipo II, come mostrato in uno studio Canadese del 2011 [26].

Questo studio sembra dimostrare che con l'integrazione prima della diagnosi, o subito dopo, il corpo conserva la capacità di rispondere meglio a livello cellulare all'insulina, il che contrasta il segno distintivo del diabete di tipo II: l'insulino-resistenza.

L'altra cosa che sembra aiutare è consentire alle cellule beta del pancreas che producono l'insulina di rimanere sane e funzionali.

Le cellule beta svolgono un ruolo centrale nella secrezione di insulina.

La disfunzione graduale delle cellule beta è il principale responsabile del diabete di tipo II per circa il 60% delle persone diagnosticate, secondo uno studio [27] del 2016.

La vitamina D può avere un impatto positivo sulla secrezione di insulina in diversi modi ci dice una ricerca del National Institute of Health [28].

La vitamina D entra nella cellula beta e interagisce con diversi tipi di recettori, che si legano tra loro e attivano essenzialmente il gene dell'insulina, aumentando la sintesi di insulina.

Si ritiene inoltre che la vitamina D aiuti le cellule beta a sopravvivere in una persona con diabete - il cui corpo sta altrimenti cercando di distruggere gradualmente quelle cellule - interferendo con gli effetti delle citochine, che sono prodotte dal sistema immunitario.

La vitamina D svolge anche un ruolo fondamentale nella regolazione dell'uso del calcio da parte del corpo.

E il calcio in realtà svolge un ruolo piccolo ma fondamentale nella secrezione di insulina.

Se una quantità insufficiente di vitamina D compromette la capacità del corpo di gestire i livelli di calcio, inevitabilmente compromette la capacità del corpo di produrre insulina.

Attraverso gli stessi recettori associati all'impatto della vitamina D sulla secrezione di insulina, la vitamina D stimola i recettori che influenzano la sensibilità all'insulina.

Attraverso un complicato processo fisiologico,

l'interazione e il legame con questi recettori aumentano effettivamente il numero totale di recettori dell'insulina presenti nel corpo.

Si ritiene inoltre che la vitamina D migliori la sensibilità all'insulina attivando altri recettori che aiutano a regolare il metabolismo degli acidi grassi nei muscoli e nel grasso corporeo.

La relazione della vitamina D con il calcio e la secrezione di insulina, è legata al fatto che la presenza del calcio è essenziale per la risposta all'insulina dei muscoli e dei grassi, consentendo l'assorbimento di insulina e glucosio.

Senza calcio, questo non può accadere. E senza vitamina D, non c'è calcio.

CONOSCERE I CARBOIDRATI PER UTILIZZARLI AL MEGLIO

Come appare chiaro da quanto detto nel testo, in linea di massima ed a parte poche eccezioni, quello che fa nascere ed insorgere il diabete di tipo II sono gli eccessi della glicemia dovuti ad eccessi di Carboidrati.

Ma tutti i carboidrati sono uguali?

Lo zucchero o le zucchine hanno lo stesso effetto?

Cominciamo con il capire cosa si raccoglie sotto questa ampia definizione di Carboidrati.

Carboidrati, Proteine e Grassi sono chiamati nel complesso MACRONUTRIENTI.

I Carboidrati, quelli che hanno l'effetto principale sulla Glicemia e quindi sull'insulina, sono una categoria molto diversificata.

La cosa più sbagliata che si può fare nel campo dell'alimentazione è quella di generalizzare, di credere che esistano alimenti *dannati* ed altri da *consumare senza limiti*.

La verità, ed il buonsenso, stanno da qualche parte in

mezzo a questi estremi.

Questo vale, logicamente, anche per i Carboidrati o Idrati di Carbonio, detti anche Glucidi o Glicidi (dal greco Gluco o Glico, cioè dolce) o Zuccheri.

Quello che possiamo subito dire è che i Carboidrati non sono tutti *"buoni"*, né tutti *"cattivi"*.

Alcuni tipi di Carboidrati sono sani e utili per la salute, potremmo dire assolutamente indispensabili, mentre altri, se mangiati con frequenza e in grandi quantità, oltre a far ingrassare fanno aumentare il rischio di soffrire di Diabete e di malattie dell'apparato cardiocircolatorio, ma non solo questo.

Altri ancora, come gli alcolici e le bibite sono da evitare in qualsiasi dose, non solo per lo zucchero che apportano ma anche per il loro contenuto in sostanze tossiche.

Se è certamente vero che i Carboidrati raffinati, facilmente digeribili, come quelli contenuti nel pane bianco, nel riso bianco, nella pasta sfoglia, nelle bibite zuccherate, negli alcolici – si, anche l'alcool è uno zucchero, basti dire che un bicchiere di vino rosso contiene circa 70 Kcal – e in altri alimenti conservati, possono far ingrassare, ovvero far salire rapidamente la Glicemia, è altrettanto vero che i Cereali integrali sono già migliori e che legumi, frutta, verdura hanno un effetto opposto, permettendo a chi li consuma di rimanere in buona salute.

A cosa servono i Carboidrati.

Non dobbiamo mai dimenticare che il nostro organismo usa i Carboidrati per sintetizzare il Glucosio, cioè la "benzina" che ci permette di vivere e senza il quale non sarebbe possibile la nostra vita.

Il problema è semmai la velocità con cui il Glucosio viene prodotto e la sua quantità, due fattori fondamentali che però sono sotto il diretto controllo delle nostre scelte alimentari.

I Carboidrati si trovano
in questi alimenti.

-frutta,

-verdura

-pane, cereali e prodotti a base di cereali

-latte e prodotti caseari

-zucchero propriamente detto e alimenti con aggiunta di zuccheri (ad esempio torte, biscotti e bevande dolcificate)

-alcolici

Gli alimenti che possiamo considerare sani ed utili alla nostra vita e salute sono:

-quelli ricchi di fibre alimentari come i cereali integrali e quelli senza zuccheri aggiunti

-la frutta e la verdura (con alcune attenzioni)

La prima distinzione da fare.

Questa è una prima distinzione fondamentale che ci fa capire come quegli alimenti ricchi di Carboidrati semplici, quali le bibite, gli alcolici, tutto il cibo spazzatura con zuccheri aggiunti siano da eliminare, mentre prodotti raffinati come pane, pasta, riso non integrali siano comunque da guardare con sospetto e sicuramente da usare in maniera moderata ed occasionale.

Oltretutto apportano solo calorie e non altre sostanze nutritive alla dieta.

I Carboidrati, quindi, una volta fatta questa distinzione, sono una parte fondamentale di una dieta sana, perché danno all'organismo la benzina necessaria per l'attività fisica e per il corretto funzionamento degli organi.

Le migliori sorgenti di Carboidrati sono quindi frutta, verdura, legumi e cereali interi, che forniscono inoltre le Vitamine, i minerali e le fibre essenziali, nonché gli Antiossidanti assolutamente essenziali e non reperibili altrove.

Cosa sono i Carboidrati

Sono sostanze nutritive presenti in molti alimenti diversi sotto varie forme.

Quelli più diffusi e abbondanti in natura sono:

-gli zuccheri

-le fibre

-gli amidi

L'elemento fondamentale di tutti i Carboidrati è una molecola di Glucosio, una combinazione di carbonio, idrogeno e ossigeno.

Gli amidi e le fibre non sono altro che catene più o meno lunghe di molecole di Glucosio: le catene possono contenere anche centinaia di molecole di zucchero ed essere diritte oppure estremamente ramificate.

Divisi in 2 gruppi.

In passato si dividevano i Carboidrati in due gruppi:

1) **Semplici**, comprendenti gli zuccheri come il fruttosio (lo zucchero della frutta), il destrosio o il glucosio (zuccheri del grano o dell'uva) e il saccarosio (lo zucchero da tavola).

2) **Complessi**, comprendenti le molecole costituite da più di tre molecole di glucosio.

Si pensava, in modo semplicistico, che i Carboidrati complessi fossero migliori, anche se poi si è scoperto che il quadro non è così semplice come si pensava.

Buona parte del merito di questo deriva dagli studi sull'Indice Glicemico ed il Carico Glicemico., di cui si parla nei capitoli successivi.

L'apparato digerente tratta tutti i Carboidrati più o meno

nello stesso modo: li scompone o tenta di scomporli nelle molecole di Glucosio che li compongono, o nelle molecole degli altri zuccheri semplici, convertendole poi in Glucosio, perché le cellule dell'organismo sono programmate per usare il Glucosio come fonte di energia universale.

I carboidrati semplici.

Comprendono gli zuccheri che si trovano in natura nella frutta, nella verdura, nel latte e nei prodotti caseari, ma anche gli zuccheri aggiunti durante la conservazione e la preparazione degli alimenti.

In generale, gli alimenti con zuccheri aggiunti contengono meno sostanze nutritive rispetto agli altri.

Un modo per evitare di ingerire zuccheri aggiunti è quello di leggere l'elenco degli ingredienti sulle etichette degli alimenti.

Gli zuccheri aggiunti, in genere, sono indicati come:

-Zucchero di canna,

-Sciroppo di mais

-Destrosio

-Fruttosio

-Succo di frutta concentrato

-Glucosio

-Sciroppo di mais ad alto contenuto di fruttosio

-Miele

-Zucchero invertito

-Lattosio

-Maltosio

-Sciroppo di malto

-Melassa

-Zucchero

-Saccarosio

-Sciroppo

Più l'ingrediente è in alto nell'elenco degli ingredienti, maggiore è il contenuto di zuccheri aggiunti dell'alimento. Possiamo poi prendere altre misure per ridurre il consumo degli zuccheri aggiunti:

-Bere acqua anziché le bevande gassate dolcificate, che contengono anche altre sostanze molto dannose alla salute

-Bere vera spremuta di frutta e non succhi confezionati, oltretutto ottenuti dagli scarti della frutta.

-Mangiare un po' di frutta fresca al posto del dolce ed evitare i dolci con aggiunta di zuccheri

-Se a colazione piacciono i cereali, scegliere quelli per la colazione senza zuccheri aggiunti

Probabilmente è noto che gli zuccheri e gli amidi sono un fattore fondamentale per la formazione delle carie, ma è comunque utile ricordarlo, soprattutto per quanto riguarda i bambini.

Per prevenire le carie, è quindi importante ridurre od eliminare gli zuccheri semplici, oltre a lavare i denti e a passare il filo interdentale nonché ad assumere fluoro.

I Carboidrati complessi: amidi e fibre alimentari.

Gli amidi devono essere modificati con la digestione prima che l'organismo riesca a usarli come fonte di Glucosio.

Sono la principale riserva energetica delle piante, dove si concentra soprattutto nei tuberi, quali patata e tapioca, e nei semi, come quelli di riso, mais e grano.

L'amido allo stato nativo si presenta sottoforma di granuli, con forme e dimensioni variabili a seconda delle piante da cui deriva.

Dal punto di vista chimico, l'amido è un polisaccaride costituito da due polimeri del glucosio:

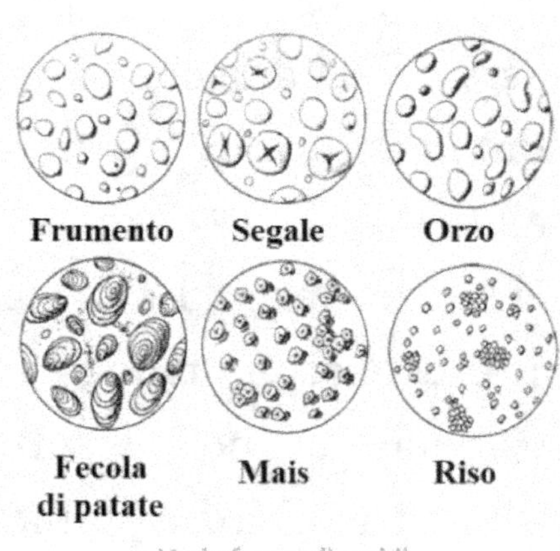

Varie forme di amidi

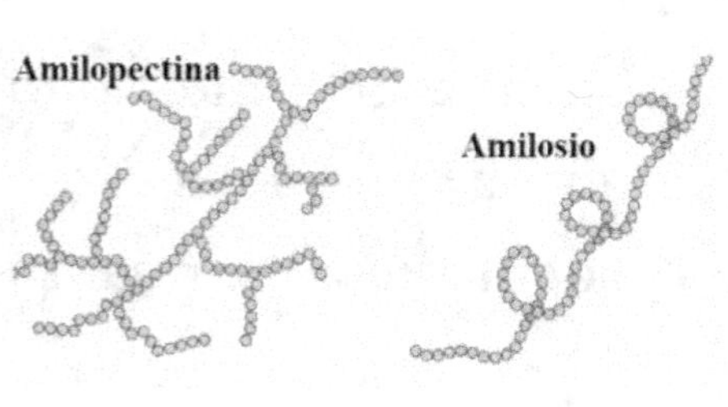

-uno lineare, chiamato **Amilosio (20%)**

-uno ramificato, chiamato **Amilopectina (80%)**

Entrambi questi polimeri,

se trattati con acidi diluiti o con enzimi, si scindono ulteriormente, fino a singole unità di Glucosio.

Queste reazioni avvengono nel nostro organismo per opera degli enzimi salivari (ptialina), pancreatici (amilasi) ed intestinali (destrinasi, maltasi), con il contributo dell'acidità gastrica che favorisce la rottura dei granuli crudi o resistenti.

Le Fibre

Le Fibre alimentari sulle etichette degli alimenti sono indicate come solubili oppure come insolubili.

La fibra solubile si trova in questi alimenti:

-farina d'avena

-crusca

-frutta a guscio e semi

-nella maggior parte dei tipi di frutta (ad esempio fragole mirtilli, pere e mele)

-fagioli e legumi secchi

La fibra insolubile, invece, si trova in questi alimenti:

-pane integrale

-orzo

-riso integrale

-cuscus

-bulgur o cereali integrali

-crusca

-semi,

-maggior parte delle verdure

-frutta

Ma quale è il tipo di fibra migliore?

Lo sono entrambe dato che ognuna presenta importanti benefici per la salute, quindi è fondamentale introdurre nella dieta tutti questi alimenti per ottenere una quantità sufficiente di entrambi i tipi di fibra.

Sarà ovviamente più facile ottenere le altre sostanze nutritive scegliendo alimenti ad alto contenuto di fibre.

-Le fibre solubili si legano ai grassi nell'intestino e li trasportano via sotto forma di sostanze di rifiuto. In questo modo riducono il Colesterolo cattivo (LDL); servono anche per regolare l'uso che l'organismo fa degli zuccheri, perché tengono sotto controllo lo stimolo della fame e la Glicemia.

-Le fibre insolubili facilitano il transito intestinale, perché promuovono la regolarità e aiutano a prevenire la stipsi.

TRE PARAMETRI FONDAMENTALI

Sia che si soffra di diabete, sia che non si voglia correre il rischio di incontrarlo, esistono tre parametri fondamentali da conoscere, concetti molto semplici, alla portata di chiunque, che possono fare una differenza fondamentale.

Si tratta dell'Indice Glicemico IG, del Carico Glicemico CG e dell'Indice Insulinico II.

Visto che, come abbiamo detto, alla base del diabete di tipo II ci sono fondamentalmente errori alimentari che provocano forti oscillazioni della glicemia, cerchiamo di capire cosa causa queste oscillazioni e cosa invece ci mette al riparo da esse.

Vediamo come poter prevedere questo in modo molto semplice, conoscenza che ci permette di poter valutare ed organizzare al meglio la nostra alimentazione.

Più oltre si trovs il link alle tabelle internazionali dell'indice glicemico, ma è semplicissimo trovare su Internet gli indici Glicemici dei vari alimenti ed i loro Carboidrati Disponibili.

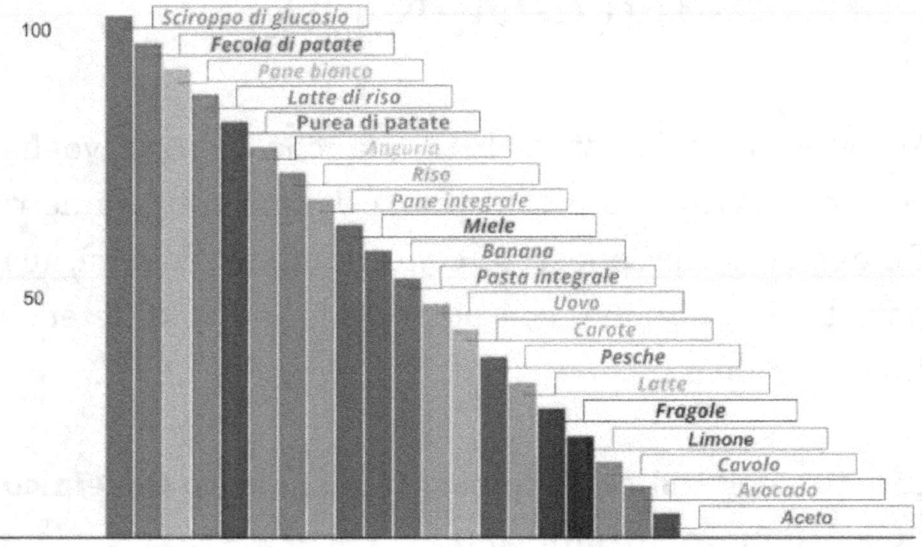

INDICI GLICEMICI

L'INDICE GLICEMICO

Perché non è indifferente il tipo di carboidrato che mangiamo?

Perché non è la stessa cosa mangiare ad esempio un etto di insalata ed un etto di pasta?

E perché la prima è senz'altro una fonte di carboidrati molto migliore della seconda?

A parte l'enorme importanza delle vitamine, degli antiossidanti, dei sali minerali e delle fibre che l'insalata (presa qui ad esempio delle verdure) contiene e che invece la pasta contiene solo in maniera insignificante, una differenza fondamentale è costituita dalla velocità diversa con cui questi due alimenti fanno salire la glicemia, provocando di conseguenza una diversa produzione di Insulina.

Tutto questo dipende da un fattore molto importante, l'**Indice Glicemico**, messo a punto agli inizi degli anni'80 ma purtroppo tutt'oggi ignorato o misconosciuto anche da molti *"esperti"* del settore.

Capire cosa è l'Indice Glicemico (I.G.)

Prendiamo in considerazione una tazza di *zucchero*, una *galletta di riso*, del *pane*, delle *ciliege*, delle *zucchine,* ed infine un foglio di *carta* – magari quello su cui il vostro nutrizionista di fiducia vi ha scritto la dieta – in ogni caso abbiamo preso un CARBOIDRATO – o idrato di carbonio o glucide o glicide, che possiamo anche chiamare più confidenzialmente zucchero.

Gli zuccheri, infatti, non sono solo quegli alimenti che appaiono dolci al gusto.

Varietà dei Carboidrati in natura.

In natura esistono molti tipi di carboidrati, ovvero di zuccheri.

Alcuni, come la cellulosa, le pectine, le emicellulose, nonché una ampia gamma di gomme e mucillagini di varia origine, rientrano tra le fibre, ovvero non sono digeribili e quindi sono inutilizzabili a scopo energetico dal nostro organismo.

Sono soltanto "zavorra", ma zavorra preziosa per altre funzioni che svolgono.

Eppure la cellulosa, utilizzata per fare la carta, è costituita da molecole di glucosio proprio come gli spaghetti.

Soltanto che il tipo di legame chimico con cui queste molecole di glucosio sono legate tra loro le rende per noi inutilizzabili.

Peccato, perché mentre gli spaghetti contengono in

percentuale ridotta anche altre sostanze, la cellulosa contiene solo glucosio.

Fatto è che il nostro apparato digerente non è in grado di scindere i legami che uniscono queste molecole di glucosio, cosa che invece riesce benissimo ai ruminanti e agli erbivori in generale. Per loro la cellulosa è un buon cibo che consente loro di vivere.

Carboidrati semplici e complessi.

I carboidrati per noi assimilabili vengono classificati, da un punto di vista nutrizionale, come *"semplici"* o come "*complessi*".

Tra quelli complessi, oltre alle fibre, ricordiamo l'amido, costituito da polimeri di glucosio lineari (amilosio) e ramificati (amilopectina) in proporzioni variabili.

I carboidrati semplici, comunemente detti zuccheri, comprendono i monosaccaridi quali il glucosio, il composto organico più diffuso in natura – e il fruttosio, – lo zucchero della frutta, presente in molti frutti e in alcuni tipi di miele -, e i disaccaridi, quali il saccarosio – il comune zucchero da cucina estratto dalla barbabietola o dalla canna da zucchero -, il maltosio – costituito da due molecole di glucosio unite tra loro attraverso legami α (1 $\rightarrow$ 4) e che in natura si trova in quantità discrete solamente nei semi germogliati – e il lattosio – lo zucchero del latte – .

Pur essendo già presenti naturalmente negli alimenti primari, gli zuccheri in forma raffinata vengono utilizzati come tali (saccarosio) o incorporati in alimenti e bevande per aumentarne la gradevolezza, grazie al loro gusto dolce.

Fino a non molto tempo fa si riteneva che la velocità di assorbimento dei carboidrati dipendesse dalla loro maggiore o minore complessità.

Sembrava logico ritenere che la pasta, composta prevalentemente da lunghe molecole di glucosio unite tra loro, richiedesse molto più tempo per entrare in circolo rispetto, ad esempio, al fruttosio, lo zucchero estratto dalla frutta, che è uno zucchero semplice.

Come assimiliamo i Carboidrati

Controllando l'aumento della glicemia dopo l'ingestione di un alimento, tuttavia, ci si è accorti che l'organismo segue logiche diverse da quelle di alcune teorie, logiche che determinano maggiori o minori capacità di farci ingrassare, ma non solo.

L'organismo, infatti, assimila i carboidrati in base al loro Indice Glicemico (I.G.) , che rappresenta la velocità con cui aumenta la glicemia, (cioè lo zucchero nel sangue) dopo aver consumato 50 grammi del carboidrato in questione.

La velocità è espressa percentualmente prendendo il

glucosio (50 g.) come punto di riferimento, ovvero attribuendogli il valore di 100.

Questo avviene perché l'organismo umano può utilizzare gli zuccheri ingeriti, di qualsiasi tipo essi siano, solo trasformandoli tutti in glucosio.

A volte, specialmente in Italia, si trovano tabelle dell'I.G. che prendono il pane come base 100. In questo caso basta moltiplicare il valore per 0,73 per ottenere il valore nella scala del glucosio.

Cosa significano le diverse velocità di assimilazione.

Se l'alimento esaminato ha un indice glicemico pari a 50, questo significa che l'alimento preso in esame innalza la Glicemia con una velocità pari alla metà di quella del glucosio, mentre se è di 25, la velocità sarà pari a un quarto, e così via.

Andando a vedere l'I.G. di vari alimenti si scoprono così alcuni dati di fatto che non erano neppure concepibili solo pochi anni or sono.

La stessa quantità di spaghetti, ad esempio, alimento considerato un glucide complesso, può avere un indice glicemico variabile da circa 35 a oltre 60 – *si deve ricordare sempre che il glucosio vale 100* – a seconda che si tratti di spaghetti poco o molto cotti.

Il fruttosio, uno zucchero semplice che, tra l'altro, ha a parità di peso le stesse calorie dello zucchero da cucina, ha un I.G. di 23, mentre lo stesso zucchero da cucina, il saccarosio, appunto, ha un I.G. pari a 68, non molto diverso quindi da quello della pasta ben cotta.

Le differenti conseguenze che si hanno dall'ingestione di carboidrati ad alto I.G. o a basso I.G., indipendentemente dall'essere carboidrati semplici o carboidrati complessi, è visibile nel grafico qui a fianco.

Perché avviene questo? E' piuttosto semplice.

Perché ogni volta che la glicemia sale velocemente, il pancreas immetterà velocemente in circolo una dose proporzionale di insulina, l'ormone dell'assimilazione e dell'accumulo.

Effetti di alto e basso IG.

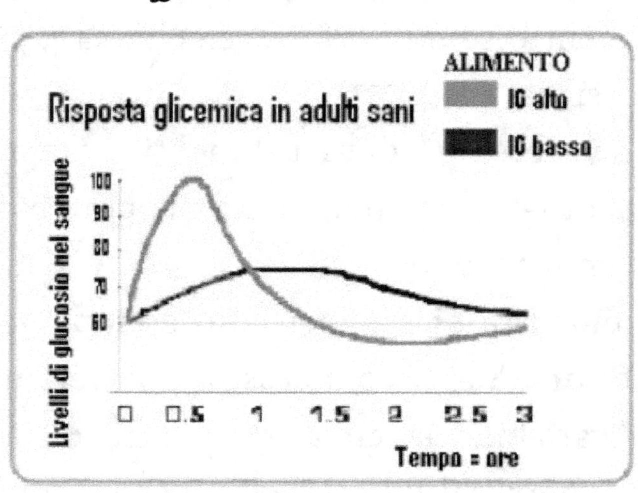

Risposta glicemica in adulti sani

Gli alimenti ad alto I.G. – come ben si vede guardando il

grafico – faranno sì salire la glicemia molto velocemente ma, per effetto dell'insulina prodotta, la stessa calerà velocemente al di sotto del livello medio, portando a una situazione di ipoglicemia.

L'energia assunta molto velocemente verrà *spesa* dall'organismo solo in parte.

Quando *"facciamo il pieno"* di carboidrati ad alto I.G. provochiamo un aumento eccessivo del glucosio – la nostra benzina- nel sangue.

Poiché l'organismo non è in grado di tollerare più di tanto l'iperglicemia, l'insulina prontamente prodotta dal pancreas (in condizioni normali) mette da parte il glucosio sotto forma di grasso; si avrà di conseguenza una situazione di ipoglicemia e quindi fame, ovviamente di carboidrati.

Ingrassare e avere fame?

In pratica finiremo con l'ingrassare e avremo fame allo stesso tempo. La soluzione peggiore

A differenza di quanto avviene con gli alimenti ad elevato I.G., gli alimenti a basso Indice Glicemico, immettendo in circolo il glucosio lentamente, permetteranno al contrario di rendere l'energia disponibile in modo graduale, dando il tempo all'organismo di consumarla tutta senza accumularne una parte più o meno abbondante come grasso.

Un effetto collaterale fondamentale è quello di non *stressare* il Pancreas a produrre un surplus di insulina.

Le conseguenze pratiche di quello che abbiamo detto sono che, tanto più mangiamo alimenti con un elevato I.G., tanto più sarà facile ingrassare , ma subito prima di questo avremo creato forti oscillazioni della glicemia.

Quindi dobbiamo in primo luogo tenere sotto controllo prodotti come i dolci -*ovviamente*- ma anche il pane, la pasta, le patate e in particolare le patatine fritte ma anche le bibite gassate, ricche di zucchero e gli alcolici.

Tutti questi alimenti, comprese le bibite, sono in pratica tutti zuccheri e zuccheri molto veloci.

I principali responsabili del nostro ingrassamento.

Ricordiamo sempre che i prodotti integrali hanno un I.G. un poco più basso degli equivalenti raffinati, ma anche che un prodotto a basso IG come la maggior parte delle verdure, se associato a uno ad elevato IG, come la pasta, riduce il rischio di ingrassare.

Anche le proteine, se associate ai carboidrati, ne rallentano l'I.G.

Scegliere gli alimenti in base all'Indice Glicemico è fondamentale !

I Grassi, infine, non influiscono minimamente sull'I.G. Anzi, entro certi limiti, servono proprio i Grassi per non ingrassare.

Quindi, invece di un piatto di spaghetti senza altro, è meglio un piatto di spaghetti, comunque molto più piccolo di quanto siamo abituati a mangiare, condito con un poco di olio, con tante verdure e sempre associato con un secondo.

La base della nostra alimentazione, infatti, dovrebbe essere formata dalla frutta e dalla verdura con la giusta dose di proteine e di grassi vegetali come l'olio di oliva.

Purtroppo nel nostro paese è invalsa l'idea, probabilmente spinta da pubblicità interessate, che la famosa dieta mediterranea sia costituita da un bel piatto di pasta.

Niente di più falso e pericoloso.

Gli alimenti base della dieta mediterranea sono la frutta, la verdura, i legumi, l'olio d'oliva ma anche il pesce o le carni bianche.

Se poi si preferisce la dieta vegetariana, la soia ed il lupino apportano sufficienti proteine.

Perdere peso, ma lentamente.

Ecco il modo migliore per non ingrassare di nuovo.

E' quindi fondamentale dimagrire solo se davvero necessario, ma soprattutto in modo lento e progressivo.

Questo permetterà di non ingrassare di nuovo alla fine delle diete dimagranti, ma anche evitare le smagliature e altri inestetismi della pelle che si creano sempre nei dimagrimenti rapidi.

I pericoli delle diete dimagranti veloci.

Perdere peso con le diete dimagranti che fanno dimagrire velocemente non è solo sbagliato ma decisamente pericoloso.

Da quanto detto sull'Indice Glicemico I.G. scaturiscono conseguenze che non possono essere trascurate se si vuole davvero dimagrire evitando il ben noto effetto Jo-Jo, o sindrome dell'oscillazione ciclica del peso, come si chiama in gergo scientifico.

A differenza di quello che si pensava in passato – ma che purtroppo molti continuano a credere – l'importanza delle calorie totali nell'ambito di una dieta è notevolmente ridotta.

Non è la stessa cosa assumere, ad esempio, 300 chilocalorie da un alimento a basso I.G. come la verdura oppure da uno ad alto I.G. come un dolce ma anche da pane e pasta.

Risulta poi fortemente ridotto anche il valore della differenza tra carboidrati semplici e complessi, dato che l'I.G. di un carboidrato complesso come la pasta, specialmente se ben cotta, si avvicina fortemente a quello di un carboidrato semplice come lo zucchero da cucina -saccarosio- ed è molto superiore a quello del fruttosio, zucchero semplice estratto dalla frutta.

Se l'I.G. della pasta varia a seconda della maggiore o minore cottura, così anche un frutto maturo ha un I.G. maggiore di un frutto acerbo.

Anche l'I.G. del pane è variabile a secondo del modo di produzione e della cottura.

L'indice glicemico, inoltre, è influenzato dalle interazioni con grassi e proteine.

Per una dieta equilibrata e allo stesso tempo gradevole, sia che si voglia dimagrire sia che si voglia rimanere del proprio peso, è decisamente preferibile associare a un pasto a base di carboidrati – come il classico piatto di pasta – alimenti proteici come la carne o il pesce o i legumi, aggiungendo una certa dose di grassi vegetali – olio d'oliva – in quanto la presenza di questi due macronutrienti rallenta la velocità dell'assorbimento intestinale.

Cosa non deve mai mancare.

Non devono poi mancare le verdure che con le loro fibre aiuteranno a modulare, riducendolo, l'aumento della glicemia indotto dalla pasta.

È quindi nutrizionalmente più indicato mangiare un piatto di pasta al pomodoro con una scatoletta di tonno piuttosto che mangiare lo stesso quantitativo di pasta senza condimenti.

Naturalmente è molto più corretto mangiare una dose minore di pasta, dato che abbiamo delle proteine e una dose abbondante di verdure a nostra disposizione.

Ma, è bene precisarlo, la pasta che viene oggi fatta passare come un alimento tradizionale, non ha nulla a che vedere con la dieta Mediterranea ed è anzi un pessimo alimento.

Aggiungere un cucchiaio di olio d'oliva, oltre a rallentare la successiva comparsa della fame, diminuisce anche l'indice glicemico del pasto preso nel suo complesso.

CARICO GLICEMICO

Cosa dice in più dell' Indice Glicemico(I.G.).

Gli effetti che gli alimenti hanno sull'organismo, in particolare gli alimenti che agiscono sulla Glicemia, dipendono come già detto dal loro Indice Glicemico ma anche dalle Quantità ingerite di quell'alimento alimento.

Importanza dei Carboidrati Disponibili.

Questo significa tenere conto del Carico Glicemico (C.G.) parametro che, oltre che dall' Indice Glicemico (I.G.) dipende anche dalla quantità di **Carboidrati Disponibili (C.D.)** all'interno di un alimento.

E' intuitivo come non sia la stessa cosa, dal punto di vista della Glicemia, mangiare 50g di pasta o mangiarne 100, anche se si tratta della stessa pasta e quindi con lo stesso I.G.

Come abbiamo detto parlando dell' I.G. consideriamo zucchero (inteso come saccarosio), gallette di riso, pane, ciliegie, zucchine e, infine, il foglio di carta su cui il vostro nutrizionista vi ha scritto la dieta.

Per calcolare il Carico glicemico applico la seguente formula.

La formula per il calcolo del Carico Glicemico è: $\dfrac{\text{I.G. x C.D.}}{100} = CG$

Osservando la tabella appare chiaro perché una dieta che non faccia salire molto la glicemia diventa più sostenibile se ricca di frutta e verdura.

Esempi pratici.

carboidrato	Indice Glicemico	Carboidrati Disponibili (%)	Carico Glicemico
zucchero (saccarosio)	68	100	6800/100 = 68
gallette di riso	85	80	6800/100 = 68
pane bianco	70	56	3920/100 = 39,2
ciliegie	22	11,7	257,4/100 = 2,5
zucchine	15	2,3	34,5/100 = 0,3
foglio di carta	0	0	0

Come appare evidente dalla tabella, infatti, mangiare dello zucchero da cucina o una stessa dose di gallette di riso avrà sulla nostra glicemia, e quindi sul nostro organismo, lo stesso effetto.

E pensare che ci sono persone che consumano le gallette di riso ritenendo che sia un prodotto dimagrante!!!

Se invece guardiamo i dati delle ciliegie, rappresentative della frutta, o delle zucchine, rappresentative della verdura, ci si accorge che il loro carico glicemico è talmente basso da essere praticamente insignificante.

Per questo possiamo mangiare tranquillamente grosse dosi di frutta e dosi quasi illimitate di verdure, senza conseguenze sulla Glicemia, ovvero senza ingrassare *e senza provocare pericolose oscillazioni della glicemia.*

Naturalmente anche tra i frutti e le verdure esistono alcune limitate eccezioni, ma si tratta pur sempre di eccezioni, e comunque molto relative, come nel caso delle banane o delle carote.

Il nostro foglio di carta, messo lì a rappresentare i carboidrati nutrizionalmente inerti, cioè le fibre, dà un carico glicemico pari a 0.

Ma nonostante questo si sconsiglia caldamente di mangiare la carta!!

Tabelle internazionali indice e carico glicemico qui, [29]

INDICE INSULINICO

L'Indice Insulinico è forse meno conosciuto di altri parametri, ma è di indubbia importanza

Data l'importanza che ha la produzione dell'Insulina sulla nostra salute e benessere, in epoca più recente si è affermato un altro parametro chiamato **Indice Insulinico (II)** che misura la produzione di Insulina nell'organismo in risposta all'ingestione di un qualsiasi alimento, indipendentemente quindi dalla Glicemia.

l'Indice Insulinico misura infatti l'effetto di un alimento esclusivamente e direttamente sull'insulinemia, permettendo una valutazione più precisa della risposta insulinica esclusivamente a parità di valore calorico di tutti i cibi.

Questo indice permette quindi di valutare se un qualsiasi alimento, non necessariamente un Carboidrato, sia in grado di provocare una risposta insulinica bassa, moderata o elevata.

Effettivamente l'impatto dei macronutrienti sull'insulinemia è, del 90-100% per i Carboidrati, del 50% per le Proteine e del 10% per i Grassi, e ciò conferma che non sono solo i Carboidrati ad incidere sulla produzione di Insulina, ma anche Proteine in maniera moderata, e i Grassi in maniera molto blanda, cosa che l'Indice Glicemico non considera.

Si scopre così che alcuni cibi riescono a stimolare l'Insulina in maniera sproporzionata rispetto al loro Indice e Carico Glicemico, e che il pasto misto determini comunque una produzione dell'ormone ben superiore rispetto al suo contenuto di Carboidrati, e quindi ancora all'Indice Glicemico e Carico Glicemico.

Le molte indagini hanno mostrato che l'effetto insulinogenico dei latticini risulta da tre a sei volte superiore rispetto al loro corrispondente Indice Glicemico.

Si è anche capito che non sono i lipidi, cioè i grassi, del latte a causare una differenza così marcata tra Indice Glicemico e Indice Insulinico, in quanto sia il latte intero che quello scremato non presentano significative differenze nei loro valori.

È invece in particolare la frazione delle proteine del siero del latte a conferire al latte le maggiori proprietà insulinotropiche al contrario di quello che avviene con la carne.

Uno studio che ha valutato 38 tipi di cibo ha mostrato come la carne e il pesce abbiano un ridotto Indice Glicemico, ma un medio Indice Insulinico, mentre lo

Yogurt presenti un medio Indice Glicemico ed un Indice Insulinico molto elevato.

Interessante è il caso del dolcificante artificiale **Acesulfame K** che, essendo privo di apporto calorico, non incide ovviamente sulla Glicemia ma nonostante questo stimola l'Insulina in maniera dose-risposta con livelli simili alla stessa quantità di Glucosio.

Un'ulteriore motivo per evitare questo e tutti gli altri dolcificanti artificiali.

Nel caso della classica colazione all'Italiana composta da cornetto e cappuccino, si assiste ad un effetto iperinsulinizzante e ipoglicemizzante per opera dell'Insulina, stimolata abbondantemente in modo sinergico da farina raffinata, zucchero e Grassi Idrogenati contenuti nel cornetto, assieme a latte e zucchero del cappuccino.

CONSIGLI ALIMENTARI PER COMBATTERE E PREVENIRE IL DIABETE DI TIPO II

Se è certo che tutte le diete ipocaloriche, se vengono seguite, portano ad una riduzione del peso corporeo, è altrettanto certo che ci sono delle ampie differenze sostanziali sul tipo di perdita che si registra a secondo della dieta intrapresa.

Ma teniamo presente che la perdita di peso è solo un indicatore della condizione della glicemia. Non si può infatti parlare di benefici per la salute e di mantenimento dei risultati ottenuti nel tempo nel caso della perdita di peso per disidratazione che si ottiene con le diete chetogeniche, o nella riduzione di peso ottenuta per autocannibalizzazione dei muscoli e delle strutture di organi interni come avviene con le diete a basso contenuto proteico.

Le uniche diete che hanno effetti benefici e duraturi sono solo quelle che portano a perdere solo il grasso corporeo accumulato in eccesso. Ma se si perde peso in questo modo, questo è solo la spia che la glicemia non sale più in modo eccessivo tanto da far accumulare nuovo grasso.

Anzi! Abbiamo invertito il processo.

Proprio su questo aspetto la dieta Zona ha dimostrato di essere superiore a tutte le altre diete più o meno cervellotiche e di fantasia, nel consumare più rapidamente il grasso [30],[31],[32],[33] e per questo motivo mi sento di consigliarla dopo aver seguito negli anni centinaia, di persone con diabete di tipo II.

Gli studi hanno dimostrato che se una persona ha un'iniziale risposta elevata all'insulina derivante dallo stimolo del glucosio, con la dieta Zona si ha un'efficacia superiore nella perdita di peso [34],[35].

Uno studio pubblicato sul *New England Journal of Medicine* sottolinea che una dieta con una composizione simile alla Zona è migliore di altre nel mantenimento della perdita di peso raggiunta[36].

Questo fatto è probabilmente causato da un aumento della sazietà percepita che viene indotto dalla dieta Zona rispetto alle altre diete [37],[38].

Diabete e Zona, l'importanza.

Queste caratteristiche della Zona sono di primaria importanza in tutti i i tipi di Diabete, da quello di tipo

1 che di solito ha un esordio acuto e che comunque riguarda circa il 5/10% delle persone con diabete e in genere insorge nell'infanzia o nell'adolescenza.

Nel diabete tipo 1, il pancreas non produce Insulina a causa della distruzione delle cellule beta che producono questo ormone: è quindi necessario che essa venga iniettata ogni giorno e per tutta la vita.

Una alimentazione bilanciata come la Zona, unitamente al giusto esercizio fisico, non elimina la necessità delle iniezioni di Insulina, ma ne può ridurre la quantità, con molteplici benefici effetti.

C'è poi quello di tipo II che si manifestano più lentamente e spesso in maniera meno evidente; tanto che si possono verificarsi casi di glicemia alta senza che si manifestino i sintomi anche per lunghi periodi.

Esistono, inoltre, situazioni cliniche in cui la glicemia non supera i livelli stabiliti per la definizione di diabete, ma che comunque non costituiscono una condizione di normalità.

In questi casi si parla di Alterata Glicemia a Digiuno (IFG) quando i valori di glicemia a digiuno sono compresi tra 100 e 125 mg/dl e di Alterata Tolleranza al Glucosio (IGT) quando la glicemia due ore dopo il carico di glucosio è compresa tra 140 e 200 mg/dl.

Si tratta del cosiddetto "pre-diabete" di cui abbiamo

parlato, che indica un elevato rischio di sviluppare la malattia diabetica.

Spesso è associato a sovrappeso, dislipidemia e/o ipertensione e si accompagna a un maggior rischio di eventi cardiovascolari.

Ricordiamo infine il Diabete gestazionale, definito così quando si misura un elevato livello di glucosio circolante per la prima volta in gravidanza.

Questa condizione si verifica nel 4% circa delle gravidanze.

La prima pubblicazione che confermava i benefici della dieta Zona nel trattamento del diabete risale all'ormai lontano 1998 [39], ma da allora sono apparsi nella letteratura scientifica internazionale numerosi studi che hanno mostrato la superiorità nella composizione della dieta Zona nel ridurre i valori della glicemia [40],[41],[42],[43].

Nel 2005, il *Joslin Diabetes Research Center dell'Harvard Medical School* proponeva le sue nuove linee guida nutrizionali per il trattamento dell'obesità e del diabete; queste linee guida erano essenzialmente identiche alle regole della Zona.

Gli studi condotti dal *Joslin Diabetes Research Center* seguendo quelle linee guida confermarono l'efficacia della Zona nel ridurre i fattori di rischio per il diabete [44].

Viene quindi da dire, a quelli che ancora si ostinano a

dire che la dieta Zona non è raccomandata per i diabetici, di andarlo a contestare agli studiosi dell' Università di Harvard.

La Zona in pratica.

Uno stile alimentare,oltre ad essere efficace deve anche essere fattibile, e la Zona lo è in ogni situazione.

È solo necessario riempire un terzo del piatto con proteine magre (di origine animale, in tal

caso meglio o il pesce, o di origine vegetale come quelle derivate da soia e lupino) riempiendo gli altri due terzi del piatto con verdure abbondanti e poi di aggiungere una porzione di frutta (cioè carboidrati colorati).

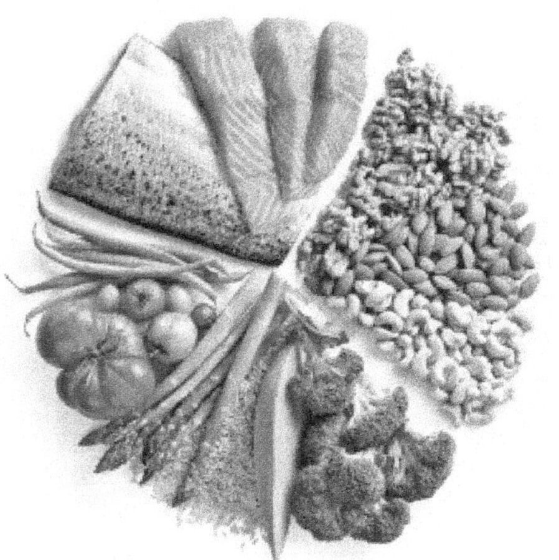

Una buona combinazione

Alla verdura si aggiunge una piccolo quantità di grassi monoinsaturi (olio di oliva) salutari per il cuore.

Si può bilanciare il piatto come descritto nella frase precedente anche usando come misura la vostra mano con il metodo a occhio, ottenendo circa il 40 per cento delle calorie dai carboidrati, il 30 per cento dalle proteine e il 30 per cento dai grassi.

È stato evidenziato da un recente studio dell'Università di Stanford, che la dieta Zona apporta una maggiore quantità di micronutrienti (vitamine, sali minerali, antiossidanti) rispetto a qualsiasi altra dieta [45].

Indubbiamente esistono tante teorie sulla nutrizione, ma la Zona è quella che nel corso degli anni ha continuato a dare i migliori risultati concreti sia con il diabete sia con molte altre patologie.

INTEGRATORI PER AIUTARE A RIDURRE LA GLICEMIA

Gli scienziati stanno testando molti integratori diversi per determinare se aiutano a ridurre la glicemia. Personalmente resto convinto che l'alimentazione e l'attività fisica restino i pilastri contro il diabete di tipo II, ma trattandosi comunque di prodotti naturali ritengo utile illustrarli qui di seguito, dato che potrebbero giovare alle persone con prediabete o diabete, in particolare di tipo 2.

1. Cannella

Gli integratori di cannella sono fatti con polvere di cannella intera o un estratto.

Molti studi [46],[47] suggeriscono che aiuta a ridurre la glicemia e migliora il controllo del diabete.

Quando le persone con prediabete - che significa una glicemia a digiuno di 100-125 mg/dl - hanno assunto 250 mg di estratto di cannella prima di colazione e cena per tre mesi, hanno sperimentato una diminuzione dell'8,4% della glicemia a digiuno rispetto a quelle che assumevano un placebo [48].

In un altro studio di tre mesi, le persone con diabete di tipo 2 che hanno assunto 120 o 360 mg di estratto di cannella prima di colazione hanno visto una diminuzione dell'11% o del 14% della glicemia a digiuno, rispettivamente, rispetto a quelle che assumevano un placebo [49].

Inoltre, la loro emoglobina glicosilata - una media di tre mesi dei livelli di zucchero nel sangue - è diminuita rispettivamente dello 0,67% o dello 0,92%.

Tutti i partecipanti hanno assunto lo stesso farmaco per il diabete durante lo studio.

Come funziona: la cannella può aiutare le cellule del corpo a rispondere meglio all'insulina.

A sua volta, questo consente allo zucchero di entrare nelle cellule, abbassando la glicemia [50].

Assunzione: la dose raccomandata di estratto di cannella è di 250 mg due volte al giorno prima dei pasti.

Per un normale integratore di cannella (non estratto), 500 mg due volte al giorno potrebbero essere i migliori [51],[52].

Precauzioni: la comune varietà di cannella Cassia contiene più cumarina, un composto che può danneggiare il fegato in quantità elevate.

La cannella di Ceylon, [53] d'altra parte, è povera di cumarina.

2. Ginseng americano

Il ginseng americano, una varietà coltivata principalmente in Nord America, ha dimostrato di ridurre la glicemia post-prandiale di circa il 20% negli individui sani e in quelli con diabete di tipo II [54].

Inoltre, quando le persone con diabete di tipo II hanno assunto 1 grammo di ginseng americano 40 minuti prima di colazione, pranzo e cena per due mesi, pur mantenendo il trattamento regolare, la glicemia a digiuno è diminuita del 10% rispetto a quella del placebo.

Come funziona: il ginseng americano può migliorare la risposta delle cellule e aumentare la secrezione di insulina da parte del corpo [55],[56].

Assunzione: prendere 1 grammo fino a due ore prima di ogni pasto principale: prenderlo prima potrebbe far abbassare troppo il livello di zucchero nel sangue. Dosi giornaliere superiori a 3 grammi non sembrano offrire ulteriori vantaggi [57].

Precauzioni: il ginseng può diminuire l'efficacia del warfarin, un anticoagulante, quindi evitare questa combinazione.

Può anche stimolare il sistema immunitario, che potrebbe interferire con i farmaci immunosoppressori [58].

3. Probiotici

Il danno ai batteri intestinali, come con l'assunzione di antibiotici, è associato ad un aumentato rischio di diverse malattie, incluso il diabete [59].

Gli integratori probiotici, che contengono batteri benefici o altri microbi, offrono numerosi benefici per la salute e possono migliorare la gestione dei carboidrati da parte del corpo [60].

In una revisione di sette studi su persone con diabete di tipo II, coloro che hanno assunto probiotici per almeno due mesi hanno avuto una diminuzione di 16 mg/dl della glicemia a digiuno e una diminuzione dello 0,53% dell'A1C rispetto a quelli trattati con placebo [61].

Le persone che hanno assunto probiotici contenenti più di una specie di batteri hanno avuto una diminuzione ancora maggiore della glicemia a digiuno di 35 mg/dl [62].

Come funziona: studi sugli animali suggeriscono che i probiotici possono ridurre la glicemia riducendo l'infiammazione e prevenendo la distruzione delle cellule pancreatiche che producono insulina.

Potrebbero essere coinvolti anche molti altri

meccanismi [63],[64].

Assunzione: provare un probiotico con più di una specie benefica, come una combinazione di *L. acidophilus* , *B. bifidum* e *L. rhamnosus* . Non è noto se esista un mix ideale di microbi per il diabete [65].

Precauzioni: è improbabile che i probiotici causino danni, ma in alcune rare circostanze potrebbero portare a gravi infezioni nelle persone con un sistema immunitario significativamente compromesso [66].

4. Aloe vera

L'aloe vera può anche aiutare coloro che cercano di abbassare il livello di zucchero nel sangue.

Potrebbe aiutare a ridurre la glicemia a digiuno e l'A1C nelle persone con prediabete o diabete di tipo II [67].

In una revisione di nove studi su persone con diabete di tipo II, l'integrazione con aloe per 4-14 settimane ha ridotto la glicemia a digiuno di 46,6 mg/dl e l'A1C dell'1,05% [68].

Le persone che avevano una glicemia a digiuno superiore a 200 mg/dl prima di assumere l'aloe hanno sperimentato benefici ancora più forti.

Come funziona: gli studi sui topi indicano che l'aloe può stimolare la produzione di insulina nelle cellule pancreatiche, ma questo non è stato confermato.

Potrebbero essere coinvolti diversi altri meccanismi [69].

Assunzione: la dose e la forma migliori sono sconosciute. Le dosi comuni testate negli studi includono 1.000 mg al giorno in capsule o 2 cucchiai (30 ml) al giorno di succo di aloe in dosi frazionate [70].

Precauzioni: l'aloe può interagire con diversi farmaci, quindi consulta il tuo medico prima di usarla. Non dovrebbe mai essere assunto con il medicinale per il cuore digossina.

5. Berberina

La berberina non è un'erba specifica, ma piuttosto un composto dal sapore amaro prelevato dalle radici e dai gambi di alcune piante, tra cui goldenseal e phellodendron [71].

Una revisione di 27 studi su persone con diabete di tipo II ha osservato che l'assunzione di berberina in combinazione con cambiamenti nella dieta e nello stile di vita ha ridotto la glicemia a digiuno di 15,5 mg/dl e l'A1C dello 0,71% rispetto ai cambiamenti nella dieta e nello stile di vita da soli o con un placebo [72].

La revisione ha anche rilevato che gli integratori di berberina assunti insieme ai farmaci per il diabete hanno contribuito a ridurre la glicemia più dei soli farmaci.

Come funziona: la berberina può migliorare la

sensibilità all'insulina e migliorare l'assorbimento di zucchero dal sangue nei muscoli, il che aiuta a ridurre la glicemia [73].

Assunzione: una dose tipica è di 300-500 mg da assumere 2-3 volte al giorno con i pasti principali.

Precauzioni: La berberina può causare disturbi digestivi, come costipazione, diarrea o gas, che possono essere migliorati con una dose inferiore (300 mg).

La berberina può interagire con diversi farmaci, quindi consulta il tuo medico prima di assumere questo integratore [74].

6. Vitamina D

Abbiamo in precedenza parlato dell'importanza della vitamina D nel diabete di tipo II [75].

In uno studio, il 72% dei partecipanti con diabete di tipo II era carente di vitamina D all'inizio dello studio [76].

Dopo due mesi di assunzione giornaliera di un supplemento di 4.500 UI di vitamina D, sia la glicemia a digiuno che l' emoglobina glicosilata sono migliorate.

Infatti, il 48% dei partecipanti aveva una emoglobina glicosilata che mostrava un buon controllo della glicemia, rispetto a solo il 32% prima dello studio.

Come funziona: la vitamina D può migliorare la funzione delle cellule pancreatiche che producono insulina e aumentare la reattività del corpo all'insulina [77],[78].

Assunzione: chiedi al tuo medico un esame del sangue di vitamina D per determinare la dose migliore per te.

La forma attiva è D3, o colecalciferolo, quindi cerca questo nome sui flaconi degli integratori [79].

Precauzioni: la vitamina D può scatenare reazioni da lievi a moderate con diversi tipi di farmaci, quindi chiedi consiglio al tuo medico o al farmacista.

7. Gimnema

Gimnema sylvestre è un'erba usata come trattamento del diabete nella tradizione ayurvedica dell'India.

Il nome indù della pianta - **gurmar** - significa "*distruttore di zucchero*".

In uno studio, le persone con diabete di tipo II che assumevano 400 mg di estratto di foglie di gymnema al giorno per 18-20 mesi hanno sperimentato una diminuzione del 29% della glicemia a digiuno.

L' emoglobina glicosilata è diminuita dall'11,9% all'inizio dello studio all'8,48% [80].

Ulteriori ricerche suggeriscono che questa erba può aiutare a ridurre la glicemia a digiuno e l' emoglobina glicosilata nel diabete di tipo 1 (insulino-dipendente) e può ridurre il desiderio di dolci sopprimendo la sensazione di sapore dolce in bocca [81].

Come funziona: *Gymnema silvestre* può ridurre l'assorbimento di zucchero nell'intestino e favorire l'assorbimento di zucchero da parte delle cellule dal sangue.

A causa del suo impatto sul diabete di tipo 1, si sospetta che *Gymnema silvestre* può in qualche modo aiutare le cellule produttrici di insulina nel pancreas.

Assunzione: la dose consigliata è di 200 mg di *Gymnema* estratto di foglie due volte al giorno durante i pasti.

Precauzioni: *Gimnema silvestre* può aumentare gli effetti di zucchero nel sangue dell'insulina, quindi usalo solo con la guida di un medico se prendi iniezioni di insulina. Può anche influenzare i livelli ematici di alcuni farmaci ed è stato segnalato un caso di danno epatico [82].

8. Magnesio

Bassi livelli ematici di magnesio sono stati osservati nel 25-38% delle persone con diabete di tipo II e sono più comuni in coloro che non hanno il livello di zucchero nel sangue sotto controllo [83].

In una revisione sistematica, otto studi su 12 hanno indicato che somministrare integratori di magnesio per 6-24 settimane a persone sane o con diabete di tipo II o prediabete ha contribuito a ridurre i livelli di zucchero nel sangue a digiuno, rispetto a un placebo.

Inoltre, ogni aumento di 50 mg dell'assunzione di magnesio ha prodotto una diminuzione del 3% della glicemia a digiuno in coloro che sono entrati negli studi con bassi livelli di magnesio nel sangue [84].

Come funziona: il magnesio è coinvolto nella normale secrezione di insulina e nell'azione dell'insulina nei tessuti del corpo.

Prendendolo: le dosi fornite alle persone con diabete sono in genere 250-350 mg al giorno. Assicurati di assumere il magnesio con un pasto per migliorare l'assorbimento [85].

Precauzioni: evitare l'ossido di magnesio, che può aumentare il rischio di diarrea. Gli integratori di magnesio possono interagire con diversi farmaci, come alcuni diuretici e antibiotici, quindi consulta il tuo medico o il farmacista prima di prenderli [86].

Gli integratori di magnesio sono disponibili online.

9. Acido alfa- lipoico

L'acido alfa-lipoico, o ALA, è un composto simile alla vitamina e un potente antiossidante prodotto nel fegato e presente in alcuni alimenti, come spinaci, broccoli e carne rossa [87].

Quando le persone con diabete di tipo II hanno

assunto 300, 600, 900 o 1.200 mg di ALA insieme al normale trattamento del diabete per sei mesi, la glicemia a digiuno e l'A1C sono diminuite maggiormente all'aumentare della dose.

Come funziona: l'ALA può migliorare la sensibilità all'insulina e l'assorbimento di zucchero dal sangue da parte delle cellule, anche se potrebbero essere necessari alcuni mesi per sperimentare questi effetti. Può anche proteggere dai danni ossidativi causati da alti livelli di zucchero nel sangue.

Assunzione: le dosi sono generalmente di 600-1.200 mg al giorno, assunte in dosi divise prima dei pasti.

Precauzioni: L'ALA può interferire con le terapie per l'ipertiroidismo o l'ipotiroidismo. Evita dosi molto elevate di ALA se hai carenza di vitamina B1 (tiamina) o lotti con l'alcolismo [88],[89].

10. Cromo

La carenza di cromo riduce la capacità del corpo di utilizzare i carboidrati , convertiti in zucchero, per produrre energia e aumenta il fabbisogno di insulina [90]. In una revisione di 25 studi, gli integratori di cromo hanno ridotto l'A1C di circa lo 0,6% nelle persone con diabete di tipo II e la diminuzione media della glicemia a digiuno è stata di circa 21 mg/dl, rispetto a un placebo [91].

Una piccola quantità di prove suggerisce che il cromo può anche aiutare a ridurre la glicemia nelle persone con diabete di tipo 1[92].

Come funziona: il cromo può potenziare gli effetti dell'insulina o supportare l'attività delle cellule pancreatiche che producono insulina.

Assunzione: una dose tipica è di 200 mcg al giorno, ma dosi fino a 1.000 mcg al giorno sono state testate nelle persone con diabete e potrebbero essere più efficaci.

La forma di cromo picolinato è probabilmente assorbita meglio [93].

Precauzioni: alcuni farmaci, come gli antiacidi e altri prescritti per il bruciore di stomaco, possono ridurre l'assorbimento del cromo.

ATTIVITÀ FISICA

Altro aspetto fondamentale per ridurre la glicemia è l'attività fisica.

Oltre ai benefici su tutti i versanti, basta dire che l'attività fisica migliora anche la depressione oltre ad innalzare le nostre difese immunitarie, a prevenire tumori e disturbi cardiocircolatori.

Dato che i muscoli sono i primi utilizzatori del glucosio, è evidente che l'attività fisica ha come primo risultato quello di far abbassare la glicemia.

Sotto due tabelle che illustrano il fabbisogno energetico di un uomo di 70 kg per un'ora sia in attività di tipo sportivo che in altre attività della vita comune.

Buon movimento!

Attività	Calorie	Attività	Calorie
Aerobica	440	Ginnastica	180
Alpinismo	600	Golf	240
Baseball	300	Judo	720
Basket	480	Karate	720
Biliardo	50	Nuoto	600
Bowling	250	Pallanuoto	720
Boxe	850	Pallavolo	540
Caccia	200	Pesca	120
Calcio	500	Ping pong	180
Canoa	350	Scherma	600
Ciclismo	660	Squash	840
Corsa	900	Tiro arco	280
Equitazione	400	Windsurf	200

I valori non includono il fabbisogno per
Il metabolismo basale

Cucire	30
Cyclette moderata	425
Ginnastica (generale)	215
Fare la spesa	95
Fare massaggi	215
Fare shopping	60
Giardinaggio	215
Guardare la televisione	10
Guidare la macchina	75
Lavare la macchina	80
Lavoro al computer	18
Lavoro alla scrivania	10
Passeggiare	180
Dare l'aspirapolvere	250
Pulire la casa	110
Scrivere	30
Spaccare la legna	350-1.100
Spalare la neve	355
Spazzare	215
Stare in piedi	18
Stirare	40-90
Suonare uno strumento	60
Tapis roulant	440
Trekking	565
Yoga	140
Zappare	290-600

I valori non includono il fabbisogno per Il metabolismo basale

CHI SONO IO

Sono un Nutrizionista ed uno Psicologo.

Ho lavorato per oltre 30 anni in vari ambulatori della Toscana nel settore nutrizione, anche con persone con Disturbi del Comportamento Alimentare.

Sono stato professore a contratto presso la Facoltà di Medicina dell'Università di Pisa d in altre.

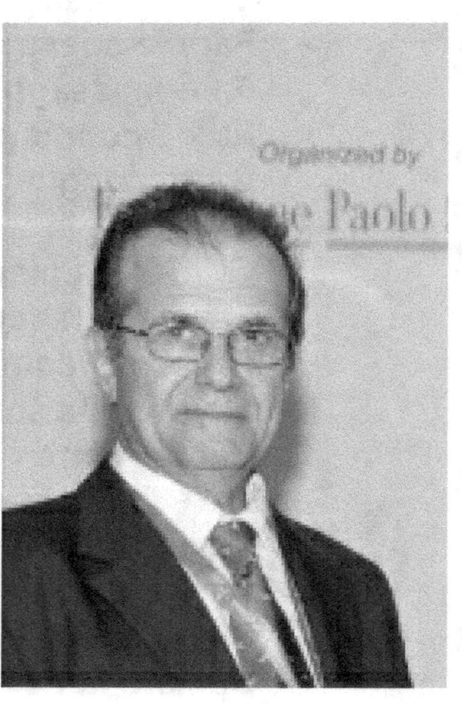

Continuo ad effettuare consulenze online tramite il mio sito:

www.dietazonaonline.com

Per saperne più su di me puoi andare al mio curriculum https://dietazonaonline.com/curriculum-vitae-dott-buracchi

Se vuoi mi puoi scrivere a g.buracchi@gmail.com

anche per consigli sui Fiori di Bach

Se ti interessano altri miei libri di alimentazione, salute naturale, psicologia e romanzi mi trovi su Amazon

https://www.amazon.it/s?k=gabriele+buracchi

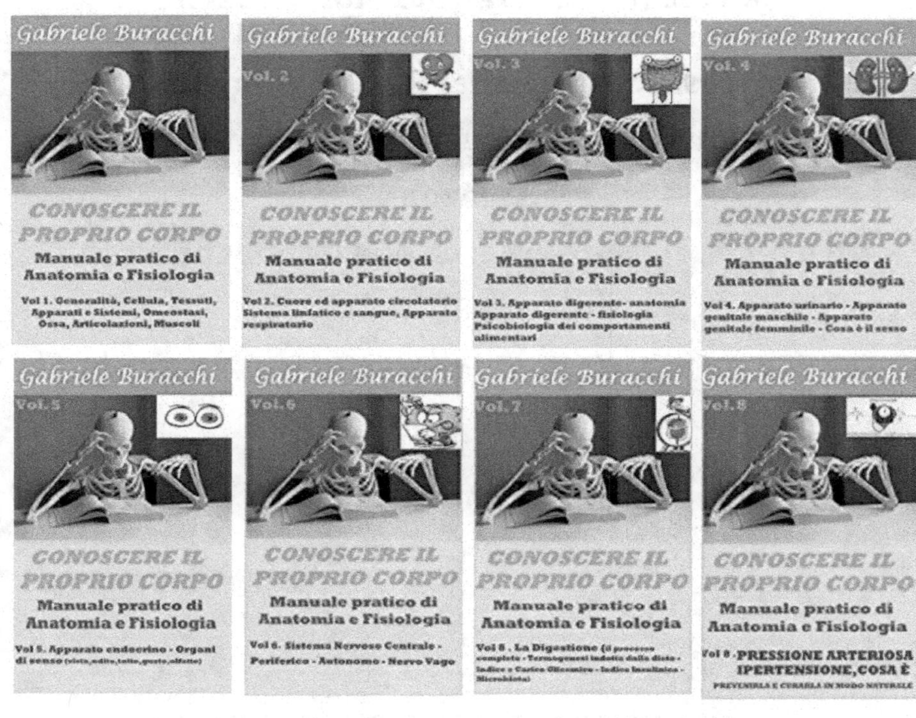

COLLANA CONOSCERE IL PROPRIO CORPO

TROVI TUTTA LA COLLANA ED ALTRO ANCORA SU AMAZON

https://www.amazon.it/dp/B0B7HPX8Y4?
binding=kindle_edition&ref=dbs_dp_rwt_sb_pc_tukn

BIBLIOGRAFIA

---

[1] https://www.diabetes.co.uk/symptoms/polyuria.html

[2]   https://www.nei.nih.gov/learn-about-eye-health/eye-conditions-and-diseases/diabetic-retinopathy

[3]   https://www.aoa.org/healthy-eyes/eye-and-vision-conditions/diabetic-retinopathy?sso=y

[4]   https://journals.plos.org/plosone/article?id=10.1371/journal.pone.0165652

[5] https://www.nature.com/articles/s41467-020-18276-0

[6] https://apic.org/monthly_alerts/diabetes-infections-and-you/

[7] https://www.ncbi.nlm.nih.gov/pmc/articles/PMC5296448/

[8]   https://www.niddk.nih.gov/health-information/diabetes/overview/preventing-problems/sexual-bladder-problems

[9] https://onlinelibrary.wiley.com/doi/10.1111/j.2047-2927.2013.00083.x

[10] https://www.diabetes.co.uk/low-testosterone-and-diabetes.html

[11] https://www.ncbi.nlm.nih.gov/pmc/articles/PMC4346284/

[12]   https://www.niddk.nih.gov/health-information/diabetes/overview/preventing-problems/sexual-bladder-problems

[13] https://www.cdc.gov/diabetes/basics/pcos.html

[14]   https://www.niddk.nih.gov/health-information/diabetes/overview/preventing-type-2-diabetes

[15] https://www.health.ny.gov/diseases/conditions/diabetes/prediabetes/

[16] https://www.niddk.nih.gov/about-niddk/research-areas/diabetes/diabetes-prevention-program-dpp

[17] https://diabetes.org/diabetes/genetics-diabetes

[18] Metabolic alterations following visceral fat removal and expansion - PMC (nih.gov)

[19] https://www.diabetes.co.uk/waist-measurement-diabetes-risk.html

[20]   https://www.niddk.nih.gov/health-information/diabetes/overview/what-is-diabetes/prediabetes-insulin-resistance

[21]   https://diabetesjournals.org/spectrum/article/24/4/234/31830/Drug-Induced-Glucose-Alterations-Part-2-Drug

[22] https://www.ncbi.nlm.nih.gov/pmc/articles/PMC4420570/

[23] Fresh fruit consumption in relation to incident diabetes and diabetic vascular complications: A 7-y prospective study of 0.5 million Chinese adults - PMC (nih.gov)

[24] https://www.acog.org/womens-health/faqs/gestational-diabetes

[25] https://academic.oup.com/ejendo/article-abstract/181/3/287/6654148?

redirectedFrom=fulltext

[26] https://pubmed.ncbi.nlm.nih.gov/20215450/

[27] https://pubmed.ncbi.nlm.nih.gov/27002059/

[28] https://www.ncbi.nlm.nih.gov/pmc/articles/PMC3942667/

[29]   https://reader.elsevier.com/reader/sd/pii/S0002916522004944?
token=4A5073D7A113D24342AD8298EA24AA921D3618232C3706DE28D95
4DF659103612A70C91520D7FA2E39A3A2EE5F780E6C&originRegion=us-
east-1&originCreation=20230301085519

[30] Skov AR, Toubro S, Ronn B, Holm L, and Astrup A. "Randomized trial on protein vs carbohydrate in ad libitum fat reduced diet for the treatment of obesity." Int J Obes Relat Metab Disord 23: 528-536 (1999).

[31] Layman DK, Boileau RA, Erickson DJ, Painter JE, Shiue H, Sather C, and Christou DD. "A reduced ratio of dietary carbohydrate to protein improves body composition and blood lipid profiles during weight loss in adult women." J Nutr 133: 411-417 (2003)

[32] Fontani G, Corradeschi F, Felici A, Alfatti F, Bugarini R, Fiaschi AI, Cerretani D, Montorfano G, Rizzo AM, and Berra B. "Blood profiles, body fat and mood state in healthy subjects on different diets supplemented with omega-3 polyunsaturated fatty acids." Eur J Clin Invest 35: 499-507 (2005)

[33] Layman DK, Evans EM, Erickson D, Seyler J, Weber J, Bagshaw D, Griel A, Psota T, and Kris-Etherton P. "A moderate-protein diet produces sustained weight loss and long-term changes in body composition and blood lipids in obese adults." J Nutr 139: 514-521 (2009

[34] Ebbeling CB, Leidig MM, Feldman HA, Lovesky MM, and Ludwig DS. "Effects of a low-glycemic-load vs low-fat diet in obese young adults: a randomized trial." JAMA 297: 2092-2102 (2007)

[35] Pittas AG, Das SK, Hajduk CL, Golden J, Saltzman E, Stark PC, Greenberg AS, and Roberts SB. "A low-glycemic-load diet facilitates greater weight loss in overweight adults with high insulin secretion but not in overweight adults with low insulin secretion in the CALERIE Trial." Diabetes Care 28: 2939-2941 (2005)

[36] Larsen TM, Dalskov SM, van Baak M, Jebb SA, Papadaki A, Pfeiffer AF, Martinez JA, Handjieva-Darlenska T, Kunesova M, Pihlsgard M, Stender S, Holst C, Saris WH, and Astrup A. "Diets with high or low protein content and glycemic index for weight-loss maintenance." N Engl J Med 363: 2102-2113 (2010)

[37] Ludwig DS, Majzoub JA, Al-Zahrani A, Dallal GE, Blanco I, Roberts SB, Agus MS, Swain JF, Larson CL, and Eckert EA. "Dietary high-glycemic-index foods, overeating, and obesity." Pediatrics 103: E26 (1999)

[38] Agus MS, Swain JF, Larson CL, Eckert EA, and Ludwig DS. "Dietary composition and physiologic adaptations to energy restriction." Am J Clin Nutr 71: 901-907 (2000)

[39] Markovic TP, Campbell LV, Balasubramanian S, Jenkins AB, Fleury AC, Simons LA, and Chisholm DJ. "Beneficial effect on average lipid levels from energy restriction and fat loss in obese individuals with or without type 2 diabetes." Diabetes Care 21: 695-700 (1998)

[40] Layman DK, Shiue H, Sather C, Erickson DJ, and Baum J. "Increased dietary protein modifies glucose and insulin homeostasis in adult women during weight loss." J Nutr 133: 405-410 (2003)

[41] Gannon MC, Nuttall FQ, Saeed A, Jordan K, and Hoover H. "An increase in dietary protein improves the blood glucose response in persons with type 2 diabetes." Am J Clin Nutr 78: 734-741 (2003)

[42] Nuttall FQ, Gannon MC, Saeed A, Jordan K, and Hoover H. "The metabolic response of subjects with type 2 diabetes to a high-protein, weight-maintenance diet." J Clin Endocrinol Metab 2003 88: 3577-3583 (2003)

[43] Gannon MC and Nuttall FQ. "Control of blood glucose in type 2 diabetes without weight loss by modification of diet composition." Nutr Metab (Lond) 3: 16 (2006)

[44] Hamdy O and Carver C. "The Why WAIT program: improving clinical outcomes through weight management in type 2 diabetes." Curr Diab Rep 8: 413-420 (2008)

[45] Gardner CD, Kim S, Bersamin A, Dopler-Nelson M, Otten J, Oelrich B, and Cherin R. "Micronutrient quality of weight-loss diets that focus on macronutrients: results from the A TO Z study." Am J Clin Nutr 92: 304-312 (2010)

[46] https://pubmed.ncbi.nlm.nih.gov/30144878/

[47] https://pubmed.ncbi.nlm.nih.gov/22953038/

[48] https://pubmed.ncbi.nlm.nih.gov/18500972/

[49] https://pubmed.ncbi.nlm.nih.gov/22953038/

[50] https://pubmed.ncbi.nlm.nih.gov/26475130/

[51] Investigation of the biological properties of Cinnulin PF in the context of diabetes: mechanistic insights by genome-wide mRNA-Seq analysis - PubMed (nih.gov)

[52] https://pubmed.ncbi.nlm.nih.gov/14633804/

[53] https://pubmed.ncbi.nlm.nih.gov/25905290/

[54]Efficacy and safety of American ginseng (Panax quinquefolius L.) extract on glycemic control and cardiovascular risk factors in individuals with type 2 diabetes: a double-blind, randomized, cross-over clinical trial - PubMed (nih.gov)

[55] https://pubmed.ncbi.nlm.nih.gov/25905290/

[56] https://pubmed.ncbi.nlm.nih.gov/27547829/

[57] https://pubmed.ncbi.nlm.nih.gov/25905290/

[58] https://pubmed.ncbi.nlm.nih.gov/25905290/

[59]https://www.emjreviews.com/diabetes/article/role-of-probiotics-in-diabetes-a-review-of-their-rationale-and-efficacy/

[60] https://pubmed.ncbi.nlm.nih.gov/26987497/

[61] https://pubmed.ncbi.nlm.nih.gov/26987497/

[62] https://pubmed.ncbi.nlm.nih.gov/26987497/

[63] https://www.emjreviews.com/diabetes/article/role-of-probiotics-in-diabetes-a-review-of-their-rationale-and-efficacy/

[64] https://pubmed.ncbi.nlm.nih.gov/26987497/

[65] https://pubmed.ncbi.nlm.nih.gov/26987497/

[66] https://juniperpublishers.com/apbij/pdf/APBIJ.MS.ID.555606.pdf

[67] https://pubmed.ncbi.nlm.nih.gov/25905290/

[68] https://pubmed.ncbi.nlm.nih.gov/27152917/

[69] https://pubmed.ncbi.nlm.nih.gov/27347994/

[70] https://pubmed.ncbi.nlm.nih.gov/23035844/

[71] Meta-analysis of the effect and safety of berberine in the treatment of type 2 diabetes mellitus, hyperlipemia and hypertension - PubMed (nih.gov)

[72] https://pubmed.ncbi.nlm.nih.gov/25498346/

[73] https://pubmed.ncbi.nlm.nih.gov/18442638/

[74]https://pubmed.ncbi.nlm.nih.gov/18397984/

[75] https://pubmed.ncbi.nlm.nih.gov/29672520/

[76] https://pubmed.ncbi.nlm.nih.gov/26391639/

[77] https://pubmed.ncbi.nlm.nih.gov/21715514/

[78] https://pubmed.ncbi.nlm.nih.gov/23674796/

[79] https://ods.od.nih.gov/factsheets/VitaminD-HealthProfessional/

[80] https://pubmed.ncbi.nlm.nih.gov/2259217/

[81] https://pubmed.ncbi.nlm.nih.gov/2259216/

[82] https://pubmed.ncbi.nlm.nih.gov/20856101/

[83] https://pubmed.ncbi.nlm.nih.gov/9589224/

[84] https://pubmed.ncbi.nlm.nih.gov/28526383/
[85] https://pubmed.ncbi.nlm.nih.gov/11756061/
[86] https://ods.od.nih.gov/factsheets/Magnesium-HealthProfessional/
[87] https://pubmed.ncbi.nlm.nih.gov/22374556/
[88] https://pubmed.ncbi.nlm.nih.gov/1815532/
[89] https://pubmed.ncbi.nlm.nih.gov/7649494/
[90] https://ods.od.nih.gov/factsheets/Chromium-HealthProfessional/
[91] https://pubmed.ncbi.nlm.nih.gov/24635480/
[92] https://pubmed.ncbi.nlm.nih.gov/9451374/
[93] https://pubmed.ncbi.nlm.nih.gov/9356027/